ABHANDLUNGEN DER DEUTSCHEN AKADEMIE
DER WISSENSCHAFTEN ZU BERLIN

*Klasse für Medizin*
*Jahrgang 1956, Nr. 2*

*SIEGFRIED LIEBE*

# DAS GEBURTSTRAUMA UND SEINE PROGNOSE

1956

AKADEMIE-VERLAG · BERLIN

Vorgelegt von Hrn. R. Schröder in der Gesamtsitzung vom 19. Januar 1956
Zum Druck genehmigt am gleichen Tage, ausgegeben am 15. Oktober 1956

Anschrift des Verfassers: Prof. Dr. med. habil. S. Liebe, Erfurt,
Säuglings- und Kinderklinik der Medizinischen Akademie, Am Schwemmbach 32

Erschienen im Akademie-Verlag GmbH., Berlin W 8, Mohrenstraße 39
Lizenz-Nr. 202 · 100/256/56
Satz und Druck: Druckhaus „Maxim Gorki", Altenburg
Bestell- und Verlagsnummer: 2001/56/III/2
Preis: DM 1,10
Printed in Germany

Bei der Beurteilung der Prognose von Schäden, die ein Kind unter der Geburt treffen können, interessieren praktisch nur die Aspirationspneumonie sowie das Hirntrauma und dessen Folgen.

Harmlosere Geburtsschäden wie Hautabschürfungen, Conjunctivalblutungen, Cephalhämatome, Claviculafrakturen und Nervenverletzungen haben im allgemeinen eine so gute Prognose, daß sie keiner besonderen Besprechung im Rahmen des gestellten Themas bedürfen. Es kann auch von seiten des Pädiaters die Frage der Spätschäden nicht nur von der Perspektive des engen Beckens aus besprochen werden, da dieses nur einen der vielen ursächlichen Faktoren eines Geburtstraumas darstellt. Neben den rein mechanischen Schädigungen spielt sicher die Hypoxämie cerebraler Gebiete eine sehr wesentliche Rolle.

Nach pathologischem Geburtsverlauf ist das häufige Bestehen einer *Aspirationspneumonie* auffällig, die eine lebensbedrohliche Komplikation mit hoher Mortalität darstellt. Aus der Geburtsanamnese unseres Materials fällt besonders die hohe Beteiligung von Steißlagen und Zwillingskindern auf. Außerdem waren 88% dieser Aspirationspneumonien Frühgeburten. Bei diesen dürfte neben dem häufig pathologischen Geburtsverlauf natürlich auch die Unreife mit mangelhaftem Husten- und Schluckreflex ursächlich beteiligt sein.

Auf die Pathogenese geburtstraumatischer cerebraler Schädigungen ausführlich einzugehen, erübrigt sich. Von gynäkologischer Seite werden vor allem als schädigende Momente angegeben:

Die Minderdruckwirkung unter der Geburt nach SCHWARTZ, von SELLHEIM als Saugwirkung bezeichnet, die zirkuläre Schnürung durch den sich kontrahierenden Uterus, die Notwendigkeit für den kindlichen Kopf, sich der querelliptischen Form des Geburtsweges in Höhe des Beckeneingangs anzupassen, was nach BENEKE einen biparietalen Druck auf den kindlichen Schädel bedingt sowie die Verbiegung im Beckenausgang. Auch Druckschwankungen durch Wehen sollen nach RYDBERG evtl. von Bedeutung sein. Als Folge solcher Schäden tritt die Hypoxämie immer mehr in den Vordergrund. Von kinderärztlicher Seite wird als begünstigendes Moment besonders hingewiesen auf die leichte Zerreißlichkeit der Blutgefäße von Neugeborenen, die bei Frühgeburten entsprechend dem niedrigen Geburtsgewicht noch zunimmt sowie die verzögerte Gerinnbarkeit des Neugeborenenblutes. Diese hängt mit der physiologischen Hypoprothrombinämie zusammen, die einmal durch den Mangel an Vitamin K bedingt und als solche ausgleichbar ist und zum anderen der funktionellen Unreife der Neugeborenenleber zur Last fällt, die mit Vitamin K nicht ausgleichbar ist.

Die besondere Zerreißlichkeit der Gefäße Frühgeborener hat dazu geführt, daß in vielen Statistiken die Begriffe intracranielle Blutung und Frühgeburt nicht genügend scharf getrennt werden. Einige Autoren berichten über häufiges Auftreten von cerebralen Komplikationen wie *Epilepsie*, *Little*sche Krankheit und *Idiotie* im späteren Leben von Frühgeburten (Capper, Brander, Illingworth, Szénás u. a.) und bringen diese Häufung meist in Zusammenhang mit vermuteten geburtsbedingten Hirnschädigungen. Andere Autoren lehnen eine Retardierung oder cerebrale Schädigung im späteren Leben nach ihrem Frühgeburtenmaterial ab (Mohr und Bartelme, Gsell, Levine und Gordon u. a.).

Die umfassende Statistik der Stadt *Birmingham*, die seit 1945 alle Frühgeburten in ihrer Entwicklung verfolgt, hat bisher ergeben, daß der Anteil Frühgeborener an Geburten mit operativem Eingriff größer sei und dadurch auch Spätschäden etwas häufiger seien. Wenn aber eine Frühgeburt ohne Mißbildungen und ohne geburtshilflichen Eingriff geboren wurde, dann soll auch eine normale geistige Entwicklung zu erwarten sein.

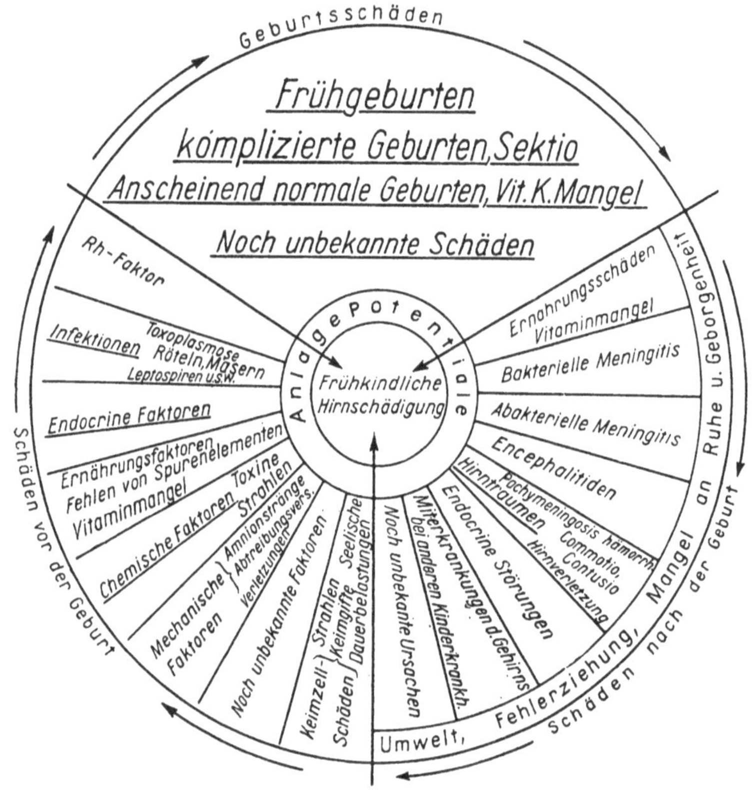


Abb. 1. Das obenstehende Schema umfaßt alle bekannten und gesicherten Schädigungsmöglichkeiten der pränatalen, natalen und postnatalen Periode. Mit eingezeichnet wurden als formende Faktoren die Anlagepotentiale und Umwelteinwirkungen (nach Göllnitz).

Uns interessiert im Rahmen der gegebenen Fragestellung nur das spätere Schicksal geschädigter Kinder. Die große Unsicherheit bei der Beurteilung späterer Folgen solcher Kinder liegt in der Schwierigkeit der *Diagnose* solcher Schädigungen. Wollen wir das cerebrale Geburtstrauma in seinen Auswirkungen abschätzen, so haben wir prinzipiell zwei Möglichkeiten, uns über ihre Bedeutung zu orientieren. *Einmal* können wir versuchen, am Neugeborenen selbst die Diagnose eines intrakraniellen Schadens zu stellen und das Schicksal solcher Kinder weiter zu verfolgen. Wir können diese Kinder in Vergleich setzen zu solchen, bei denen sich unmittelbar post partum eine intrakranielle Schädigung ausschließen ließ und damit Vergleichszahlen erhalten für die Häufigkeit geburtstraumatischer Spätschäden überhaupt.

Ein *zweiter Weg* ist die Untersuchung von Kindern, bei denen retrograd aus dem Geburtsverlauf, seiner Dauer, seinen Komplikationen, dem Auftreten von kindlicher Asphyxie unter der Geburt und anderen Erscheinungen auf eine wahrscheinliche intrakranielle Schädigung geschlossen wurde. Hier ist die Fehlerbreite selbstverständlich sehr groß und sie kann nur zum Teil ausgeglichen werden durch die Größe des Untersuchungsmaterials. Für den Einzelfall gestattet die Geburtsanamnese keinen sicheren Rückschluß auf das Bestehen einer intrakraniellen Schädigung. Erschwerend kommt hinzu, daß auch pränatale intrauterine Schäden den Geburtsverlauf erschweren und Spätschäden verursachen können und andererseits postnatale Schäden ebenfalls die Ursache für frühkindliche Hirnschäden sein können. Wie groß die Zahl der außer dem eigentlichen Geburtstrauma möglichen Schäden auf das kindliche Gehirn ist, hat GÖLLNITZ in einem anschaulichen Schema zusammengestellt. Die moderne Medizin neigt dazu, erblichen cerebralen Schäden weniger Bedeutung beizumessen und die exogenen Faktoren stark in den Vordergrund zu stellen.

Kehren wir zur *Diagnose* einer geburtstraumatischen cerebralen Schädigung beim Neugeborenen zurück. Wegen der anatomischen und funktionellen Unreife des Neugeborenenhirns sind hier die Verhältnisse schwieriger zu beurteilen und ein Vergleich mit der Symptomatologie cerebraler Prozesse des Erwachsenen ist nicht möglich.

Eine große Anzahl cerebraler Allgemeinsymptome wurde für Neugeborene angegeben, die den Rückschluß auf eine cerebrale Schädigung erlauben sollen. Eigentliche Herdsymptome werden vermißt. Unregelmäßige Körpertemperatur und Atmung, Apnoe und Cyanose weisen auf eine Dysfunktion vegetativer Zentren hin, deren Ursache ebenfalls traumatischer Natur sein kann. Andererseits verlaufen zahlreiche andere Erkrankungen dieses Alters unter den gleichen Symptomen, und schließlich entspricht ein Teil der für Geburtstrauma als typisch angegebenen klinischen Erscheinungen dem physiologischen Ausdruck des normalen, aber noch unreifen Neugeborenenhirns. Da das Großhirn noch arbeitsunfähig ist, können selbstverständlich auch ausgedehnte Schädigungen klinisch zunächst stumm verlaufen. Die *klinische Diagnose* eines cerebralen Geburtstraumas bleibt deshalb stets nur eine Wahrscheinlichkeitsdiagnose, und es ist erwiesen, daß viele Schäden klinisch zunächst gar nicht zum Ausdruck kommen.

THIELE hat neuerdings ein einfaches klinisches Symptom angegeben, das bei „ausgetragenen" Neugeborenen die Diagnose einer geburtstraumatischen Hirnschädigung erlauben soll: Wenn ein übermäßiger Druck das Schädelinnere unter der Geburt betroffen hat, soll unmittelbar post partum eine *Hornhauttrübung* als sicheres Zeichen der Hirnschädigung auftreten, die allerdings nur wenige Minuten anhält. Sie soll auf einer Flüssigkeitsstauung innerhalb der Hornhaut beruhen. Er fand sie bei 8% (= 90 Kinder) von 1119 ausgetragenen Neugeborenen, von denen 1% (= 12 Kinder) an ihrem Hirnschaden starben.

Die *serologische Diagnostik* ist etwas zuverlässiger. Bewährt hat sich die von CATEL angegebene Methode, mittels vergleichender Bestimmung des Bilirubingehaltes in Blut und Liquor eine geburtstraumatische Blutung zu diagnostizieren. Eine Verschiebung der Bilirubinwerte zugunsten des Liquors spricht für das Bestehen einer intrakraniellen Blutung. Wir haben diese Methode an einem großen Sektionsmaterial auf ihre Zuverlässigkeit geprüft. Mit ihr besteht die Möglichkeit, im Einzelfalle eine solche Blutung zu diagnostizieren oder auszuschließen. Ihre Nachteile sind, daß sie nur klinisch durchführbar ist, weil sie an ein Laboratorium gebunden ist, daß sowohl eine Lumbalpunktion wie eine Sinuspunktion durchgeführt werden müssen und daß die Untersuchung in den ersten 2—3 Lebenswochen vorgenommen werden muß. Auch kommt eine relative Bilirubinerhöhung im Liquor nur zustande, wenn die vorhandene Hirnblutung mit den Subarachnoidalräumen oder dem Ventrikelsystem kommuniziert, was meistens der Fall ist. Blutungen, die ausschließlich innerhalb der Gehirnsubstanz selbst liegen, lassen sich nicht diagnostizieren. Schließlich ist die vorliegende Methode nur in der Lage, *Blutungen* nachzuweisen. Einen Rückschluß auf Ausdehnung oder Lokalisation derselben läßt sie nicht zu. Schädigungen des Gehirns anderer Art im Sinne einer Encephalodystrophie werden von ihr nicht erfaßt.

Neuerdings soll sich nach HEISS ein cerebrales Geburtstrauma im *Elektroencephalogramm* (EEG) nachweisen lassen. Auch SCHROEDER will nach Untersuchungen an 1500 Neugeborenen am EEG objektiv erkennen, ob das Kind nach der Geburt geschädigt ist. Wir selbst besitzen darüber keine Erfahrungen. Leider werden auch solche EEG-Befunde eine antenatale Schädigung nicht abtrennen lassen. GARSCHE drückt sich vorsichtiger aus. Nach ihm schließt ein normales Hirnpotentialbild eine geburtstraumatische Schädigung nicht aus.

Die uns heute interessierende Frage des *späteren Schicksals* geburtstraumatisch geschädigter Kinder wird sehr verschieden beurteilt, was uns bei der Schwierigkeit der klinischen Diagnosestellung solcher Schäden nicht wundert.

SALOMONSEN schätzt, daß ca. $^1/_3$ der Kinder mit klinisch erkanntem Hirntrauma cerebrale Folgezustände zeigen. PRESTON, FENDER, LILIENFELDT und PARKHURST messen besonders der Hypoxämie sub partu Bedeutung bei für das spätere Auftreten von Intelligenzschäden, Epilepsie und cerebraler Kinderlähmung.

COURVILLE sieht in der cerebralen Anoxie sogar die Ursache für viele der späteren sogenannten degenerativen Erkrankungen.

Dagegen sah WETTERDAL keinen Unterschied in der späteren Entwicklung von Kindern, die wegen Asphyxie mit Zange entbunden worden waren, und Spontangeburten.

DEAVER mißt der Anoxie unter der Geburt weit mehr Bedeutung bei als irgendeinem operativen geburtshilflichen Eingriff mit der Gefahr einer mechanischen Verletzung. Auch NIEDNER hält bei einer progredienten Asphyxie mit kindlichen Herztönen unter 80/Min., die länger als 10 Min. anhält, wegen unmittelbarer Gefahr für das Kind eine Zangenentbindung für indiciert.

Für LEBEDEV ist eine Zange schon angezeigt, wenn die kindlichen Herztöne unter 100/Min. sinken.

In der Statistik einer der größten amerikanischen Versicherungen steht das eigentliche Geburtstrauma ursächlich an letzter Stelle bei Patienten, die einer chron. stationären Behandlung zugeführt werden mußten.

Wir haben selbst zur Frage der Spätschäden Stellung genommen, indem wir über 100 Kinder in den ersten 14 Tagen post partum auf eine intrakranielle Blutung mit der vergleichenden Bilirubinbestimmungsmethode untersucht haben und ihr weiteres Schicksal jahrelang verfolgt haben. Zunächst bestätigen unsere Untersuchungen, daß eine Diagnose geburtstraumatischer Blutungen aus dem klinischen Bild nicht möglich ist. Wohl treten allgemeine cerebrale Symptome wie Cyanose, Krämpfe, Nahrungsverweigerung, allgemeine Bewegungsarmut und andere bei den geschädigten Kindern häufiger auf. Sie werden aber, wenn auch seltener, gleichermaßen bei ungeschädigten Kindern beobachtet, weshalb am Einzelfall die klinische Diagnose eines geburtstraumatischen cerebralen Schadens nicht mit Sicherheit gestellt werden kann.

Eine Abhängigkeit des *Schwachsinns*, der *Mikrocephalie* und der *Epilepsie* von Hirnblutungen konnten wir nicht finden. Dagegen halten wir Beziehungen zwischen *Hydrocephalus* und Hirnblutungen für wahrscheinlich. —

Die *cerebrale Kinderlähmung* wird auch heute noch oft reflektonisch mit einem Geburtstrauma in Beziehung gebracht. LITTLE hat als erster diese Beziehung geknüpft, weil er fand, daß die Mehrzahl der Kinder mit angeborener allgemeiner Muskelstarre anamnestisch einen erschwerten Geburtsverlauf, vorzeitige Geburt oder Asphyxie post partum bot. Von WOHLWILL, von KRUKENBERG, von SZÉNÁS u. a. wird auch in jüngster Zeit das Geburtstrauma noch als die wesentlichste Ursache der Littleschen Krankheit angesehen.

Wir konnten zufällig 3 Kinder beobachten, bei denen sich unmittelbar nach der Geburt eine intrakranielle Blutung ausschließen ließ und bei denen später eine typische Littlesche Krankheit auftrat. Wir möchten deshalb der Hirnblutung in der Pathogenese der Littleschen Krankheit nicht allzuviel Bedeutung beimessen. Daß die cerebrale Kinderlähmung nach den Untersuchungen von Thums und in letzter Zeit von Göllnitz vorwiegend auf exogene Momente zurückgeht, wird durch unsere Untersuchungen nicht widerlegt.

Bei einigen neurologischen Einzelbefunden wie athetose-ähnliche Bewegungen der Finger, Gesichtszuckungen und ein der Hemiplegia spastica infantilis ähnliches Krankheitsbild, vermuteten wir Beziehungen zu der post partum festgestellten Hirnblutung.

Andere cerebrale Befunde wie Porencephalie, die diffuse lobäre Hirnsklerose, die Kleinhirnatrophie und einige andere seltene Befunde, die Schwartz auf geburtstraumatische Hirnblutungen bezieht, traten in unserem von Geburt an beobachteten Krankengut nicht auf.

Bay weist mit Recht darauf hin, daß geburtstraumatische Schäden evtl. erst in Erscheinung treten, wenn die normale Entwicklung derjenigen nervösen Funktionen ausbleibt, deren anatomisches Substrat durch die Geburtsschädigung zerstört wurde. Dies ist bei Störungen der Motorik in den ersten 2—3 Jahren der Fall und bei Störungen der intellektuellen Entwicklung auch noch später. Doch können sich in dieser Zeit auch neue Schäden auswirken. Im Einzelfall ist die Entscheidung oft unmöglich, ob die Erkrankung überhaupt exogen bedingt ist. Die kritische Durchsicht der klinischen Literatur gibt relativ wenig Beweise für exakt nachgewiesene Zusammenhänge zwischen geburtstraumatischen Schädigungen und späteren klar umschriebenen neurologischen Krankheitsbildern. Daß cerebrale Traumen unter der Geburt auftreten und beim Überstehen der Neugeborenenzeit bleibende Schäden verursachen können, bedarf keiner Diskussion. Wir können sie aber für große Zahlenreihen prozentual noch nicht erfassen und glauben nach unseren eigenen Untersuchungen, daß besonders die geburtstraumatische Hirnblutung in ihrer Bedeutung für die Entstehung späterer neurologischer Krankheitsbilder überschätzt worden ist. Wir möchten in Übereinstimmung mit anderen Autoren wie Wetterdal, Krauspe, Jaschke, Naujoks u. a. der geburtstraumatischen Hirnschädigung eine relativ gute Prognose geben, sofern die ersten Lebenswochen überstanden werden.

Nach Foerster sollen selbst sehr bedrohlich aussehende Zustände sich durch zentrale Reorganisationen erstaunlich bessern können, indem die ausgefallenen Funktionen von anderen Hirnteilen übernommen werden.

Neuerdings hat sich die moderne Psychiatrie und Neurologie gerade der früh-kindlichen Hirnschädigung vermehrt zugewendet und auch versucht, therapeutische Vorschläge zu machen. Nach Lage der Dinge kann zwar keine Heilung erwartet werden, aber in vielen Fällen doch eine Besserung vorausgesagt werden.

Was die Forschung auf dem Gebiet der zentralen Spätschäden anbelangt, so stehen nur 2 Wege offen. Wenn es uns gelingen sollte, auch für die Encephalodystrophie und nicht nur für die cerebrale Blutung einen zuverlässigen diagnostischen Test zu finden, dann könnte man auf dieser Basis eine zwar relativ kleine Anzahl aber einwandfrei beurteilter Einzelkinder durch ihr Leben verfolgen.

Ein zweiter Weg ist die genaue Untersuchung von älteren Kindern unter gewissenhafter Berücksichtigung aller Geburtskomplikationen, besonders auch der Dauer der Geburt und der Dauer evtl. intrauteriner kindlicher Asphyxien. Hier können nur große Zahlen, die nicht von einer einzelnen Klinik allein erarbeitet werden können, zu einem Ergebnis führen. Eine großzügige Zusammenarbeit müßte aber ein Zahlenmaterial zusammenstellen lassen, das zum mindesten ermöglicht, dem Gynäkologen zu sagen, unter welcher geburtshilflichen Situation die meisten Spätschäden beobachtet werden.

## Literaturverzeichnis


1. BAY: Handb. Inn. Med. 1953.
2. BENEKE: Münch. Med. Wochenschr. 1910: 2125.
3. *Birmingham-City-Statistic* nach CROSSE, MARY: The Premature Baby, London 1952.
4. BRANDER: Mschr. Kinderheilk. **61**, 414 (1935); **63**, 276 (1935); Mschr. Geburtsh. **105**, 205 (1937).
5. CAPPER: Nach Crosse siehe unter 3.
6. CATEL: Mschr. Kinderheilk. **38**, 303 (1928); **52**, 1 (1932); **58**, 89 (1933); Dtsch. Med. Wschr. 1932, 26.
7. COURVILLE: Amer. J. Dis. Child. 66: 64 (1952).
8. DEAVER: Bull New-York Acad. Med. 28: 532 (1952).
9. FENDER: California Med. **79**: 103 (1949).
10. FOERSTER: Dtsch. Z. Nervenheilk. **115**, 248 (1930).
11. GÖLLNITZ: Die Bedeutung der frühkindlichen Hirnschädigung für die Kinderpsychiatrie, Thieme Leipzig, 1954.
12. GSELL: Siehe Crosse unter 3.
13. HEISS: Zbl. Gynäk. 1955: 26.
14. ILLINGWORTH: Siehe Crosse unter 3.
15. v. JASCHKE: Mschr. Kinderheilk. **34**, 538 (1926).
16. LEBEDEV: Geburtsh. und Gynäk. (Sowj.) **4**, 14.
17. LEVINE und GORDON: Siehe CROSSE unter 3.
18. LIEBE: Mschr. Kinderheilk. **75**, 47 (1938); **83**, 1 (1940).
19. LILIENFELDT und PARKHURST: Am. J. Hyg. **53**: 262 (1951).
20. LITTLE: Trans. obst. Soc. Lomd. 3 (1862).
21. MOHR und BARTELME: Siehe CROSSE unter 3.
22. NAUJOKS: Mschr. Geburtsh. **80**, 297 (1928).
22. NAUJOKS: Geburtsverletz. des Kindes, Enke Stuttgart 1934; Münch. Med. Wschr. 1936: 835; 1936: 1039.
23. NICHOLSON und Mitarb.: Americ. J. of Obstetrics and Gynecology 1955 Vol. 69 S. 950.
24. NIEDNER: Zbl. Gynäk. 1955: 25.
25. PRESTON, MARY (Calif.): Pediat. **26**, 353 (1945).
26. RYDBERG: Hirnschädigung bei Neugeborenen als Folge von Geburtstraumen, Kopenhagen: Levin Munksgaard 1932.
27. SALOMONSEN: in Lehrbuch der Paediatrie von Fanconi und Wallgreen 3. Aufl. 1954.
28. SCHWARTZ: Die geburtstraumatische Schädigung des Kopfes Neugeborener und ihre Bedeutung für die Pathologie, Verh. Dtsch. Ges. Kinderheilk. Düsseldorf 1926; Mschr. Kinderheilk. **34**, 511 (1926). Ergeb. Inn. Med. **31**, 165 (1927).
29. SELLHEIM: Msch. Kinderheilk. **34**, 617 (1926).
30. *Statistic American:* The Facts of Life; LOUIS DOUBLIN, Ph. D. The Macmillan Comp. New-York.
31. SZÉNÁS: Inaug. Diss. Basel 1951.
32. THIELE: Klinische Untersuchungen zur Problematik der geburtstraumatischen Schädigung des kindlichen ZNS. Beilageheft zur Z. Geburtsh. 139 (1954).
33. WETTERDAL: Nord. med. **45**, 1000 (1951) Stockholm.
34. WOHLWILL: in BUMKE-FOERSTER: Handbuch der Neurologie Bd. XVI 1936.

FSC
www.fsc.org
MIX
Papier | Fördert gute Waldnutzung
FSC® C083411

Kolibri 360 GmbH
Ferdinand-Jühlke-Straße 7
99095 Erfurt, Deutschland
produktsicherheit@kolibri360.de